essentials

Essentials liefern aktuelles Wissen in konzentrierter Form. Die Essenz dessen, worauf es als „State-of-the-Art" in der gegenwärtigen Fachdiskussion oder in der Praxis ankommt. Essentials informieren schnell, unkompliziert und verständlich.

- als Einführung in ein aktuelles Thema aus Ihrem Fachgebiet
- als Einstieg in ein für Sie noch unbekanntes Themenfeld
- als Einblick, um zum Thema mitreden zu können.

Die Bücher in elektronischer und gedruckter Form bringen das Expertenwissen von Springer-Fachautoren kompakt zur Darstellung. Sie sind besonders für die Nutzung als eBook auf Tablet-PCs, eBook-Readern und Smartphones geeignet.

Essentials: Wissensbausteine aus Wirtschaft und Gesellschaft, Medizin, Psychologie und Gesundheitsberufen, Technik und Naturwissenschaften. Von renommierten Autoren der Verlagsmarken Springer Gabler, Springer VS, Springer Medizin, Springer Spektrum, Springer Vieweg und Springer Psychologie.

Franz Resch • Peter Parzer

Entwicklungspsychopathologie und Psychotherapie

Kybernetische Modelle zur funktionellen Diagnostik bei Jugendlichen

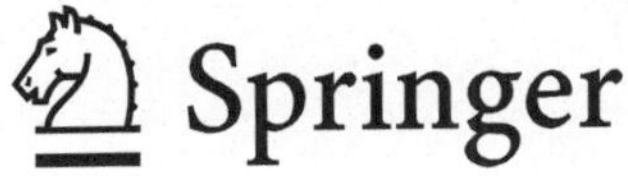

Prof. Dr. Franz Resch
Dipl.-Psych. Peter Parzer

Klinik für Kinder- und
Jugendpsychiatrie
Heidelberg
Deutschland

ISSN 2197-6708 ISSN 2197-6716 (electronic)
essentials
ISBN 978-3-658-08934-4 ISBN 978-3-658-08935-1 (eBook)
DOI 10.1007/978-3-658-08935-1

Die Deutsche Nationalbibliothek verzeichnet diese Publikation in der Deutschen Nationalbibliografie; detaillierte bibliografische Daten sind im Internet über http://dnb.d-nb.de abrufbar.

Springer

Gedruckt auf säurefreiem und chlorfrei gebleichtem Papier

Springer Fachmedien Wiesbaden ist Teil der Fachverlagsgruppe Springer Science+Business Media (www.springer.com)

Was Sie in diesem Essential finden können

- Adoleszenztypische Voraussetzungen für die Psychotherapie
- Kybernetische Modelle psychopathologischer Symptome
- Entwicklungspsychopathologische Formulierung der Symptomentwicklung

Vorwort

In der Psychotherapie hat die nosologische Orientierung als eine Modewelle alle Bereiche durchdrungen. Die nosologische Orientierung gilt als der Königsweg einer modernen, empirie-orientierten Entwicklung des therapeutischen Feldes. Für jeden Symptomkomplex, für jedes Syndrom soll es eine eigene modular aufgebaute Psychotherapie geben, die dann einen individuellen Zuschnitt erlaubt. Im Folgenden soll diese Sichtweise kritisch beleuchtet werden. Ist eine nosologische Orientierung für die Therapie bei Jugendlichen wirklich zielführend? Welche Problemstellungen muss die Psychotherapie bei Jugendlichen in spezifischer Weise beachten?

Die folgenden Überlegungen zur Funktionalität von Symptomen und zum Auffinden von inneren Motiven, die als Richtwert in Regelkreisen des Verhaltens wirksam werden könnten, beschäftigen sich weniger mit der Frage, woher ein Symptom kommt, als mit der Frage, welchen Zwecken ein Symptom dient. Diese Sichtweise richtet sich daher nicht primär gegen die kausalen Betrachtungen, sondern soll diese vielmehr mit neuen Überlegungen und Betrachtungsweisen ergänzen.

Das vorliegende Essential basiert auf zwei Publikationen zum Thema, die 2014 im Springer Verlag erschienen sind und deren Inhalte in leicht veränderter Form übernommen wurden (Resch und Parzer 2014a, b).

Inhaltsverzeichnis

Einleitung

1

Psychopathologie erscheint manchmal als ein antiquiertes Begriffsinstrumentarium, das aus einer spekulativen Phänomenologie abgeleitet ist, keinem ätiopathogenetischen Theoriewissen zu psychischen Störungen entspringt und keinen Bezug zu den Erkenntnissen der Neurobiologie aufweist. Andererseits sind die nosologischen Konstrukte unseres Fachgebiets im Wesentlichen psychopathologisch definiert, so dass eine nähere Betrachtung der psychopathologischen Begriffe trotz all der ausgesprochenen Mängel notwendig erscheint. Die Definitionen psychopathologischer Phänomene basieren in der Regel auf langjährigen klinischen Erfahrungen und erscheinen dadurch hilfreich, dass sie Dysfunktionalitäten des Erlebens und Handelns systematisch benennen und damit handhabbar machen. Psychische Leidenszustände und Entwicklungsbeeinträchtigungen werden so begrifflich gefasst. Die Bedeutung der dialektischen Spannung zwischen ordnendem Beschreiben und inhaltlichem Verstehen ist den psychopathologischen Begriffen eingeschrieben und von den großen Psychopathologen des letzten Jahrhunderts in philosophisch anspruchsvoller Weise hervorgehoben worden (Jaspers 1973).

Gerade auf der Suche nach der Aufklärung der Pathogenese ist eine angemessene Symptombeschreibung hilfreich. Zur Aufklärung der Pathogenese von psychischen Symptomen dient eine kausale Modellbildung, die verdeutlicht, aus welchen Rahmen- und Vorbedingungen eine aktuelle Störung resultiert. Darüber hinaus wollen wir jedoch eine funktionelle Betrachtung psychopathologischer Phänomene vornehmen und damit eine alte Tradition der Psychotherapie fortsetzen, die über Freud und die frühe Verhaltenstherapie den psychopathologischen Phänomenen noch eine neue Sinn-dimension eröffnet hatte. Die funktionelle Psychopathologie soll deutlich machen, wofür im Lebenszusammenhang Symptome auch nützlich sein können.

F. Resch, P. Parzer, *Entwicklungspsychopathologie und Psychotherapie*,
essentials, DOI 10.1007/978-3-658-08935-1_1

2 Besonderheiten der Adoleszenz

Die biologische Metamorphose der Pubertät wird durch eine Reihe psychosozialer Wandlungsschritte begleitet, die den Jugendlichen als Subjekt auf die soziale Gemeinschaft der Erwachsenenwelt vorbereiten. Diese psychische Umbruchszeit wird Adoleszenz genannt. Sie markiert den Übergang von der Kindheit ins Erwachsenenalter und stellt als Phase tiefgreifender Veränderungen für jedes Individuum eine normative Herausforderung dar. Durch die zunehmende Komplexität der Ausbildungswege, die Spektrumserweiterung der sozialen Rollen und neue Formen des Zusammenlebens zwischen den Generationen hat sich die Phase der Adoleszenz mittlerweile bis tief in die Zwanzigerjahre der Heranwachsenden verlängert (Arnett 2004; Syed und Seiffge-Krenke 2013). Sie kann somit mehr als 10 Jahre der Lebenszeit ausmachen. Wenn auch mehr als 80 % der Jugendlichen ihre Entwicklungsaufgaben ohne psychische Krise meistern, bleibt doch die seelische Auseinandersetzung mit den körperlichen, kognitiven, emotionalen und sozialen Neuorientierungen eine Belastung, die die adaptiven Ressourcen des Individuums auf die Probe stellt. Der Eintritt in diese Entwicklungsphase geht daher auch mit einer erhöhten Gefährdung einher, bei vorbestehender Vulnerabilität eine psychische Störung mit Krankheitscharakter zu entwickeln (du Bois und Resch 2005). Es gilt als erwiesen, dass Kindesmisshandlung und Traumatisierung in frühen Lebensaltern die zerebrale Entwicklung in der Adoleszenz beeinträchtigen kann (Whittle et al. 2013) und psychopathologische Symptome in der Adoleszenz ebenfalls einen negativen Entwicklungsreiz für die Gehirnentwicklung darstellen. Eine Reihe von psychischen Störungen des Erwachsenenalters zeigt ihre Anfangssymptomatik oder prodromale Stadien in dieser Lebensphase (Herpertz-Dahlmann et al. 2008).

F. Resch, P. Parzer, *Entwicklungspsychopathologie und Psychotherapie*, essentials, DOI 10.1007/978-3-658-08935-1_2

3 Adoleszentäre Risikoverhaltensweisen

Krisenhafte Zuspitzungen der jugendlichen Anpassung müssen aber nicht in Vollbildern psychischer Störungen ihren Niederschlag finden, sie können auch subklinische Syndrome bilden – wie beispielsweise die „subthreshold depression" (Bertha und Balázs 2013), oder sich in Risikoverhaltensweisen wie beispielsweise einem Substanzmissbrauch, Aggressionsverhalten oder Selbstverletzungssyndromen äußern (Kaess 2012). Risikoverhaltensweisen stellen Handlungsmuster dar, die eine mutwillige Gefährdung der Person und ihrer Entwicklungschancen zugunsten subjektiv bedeutsamer Ziele in Kauf nehmen. Dabei geht es um kurzfristige Befriedigungen, Anerkennungen oder eine Stabilisierung des Selbstwertes. Mutproben, Substanzmissbrauch und soziale Regelübertretungen erfüllen diese subjektiven Bedürfnisse ebenso wie suchtartiger Internetkonsum, Promiskuität (du Bois und Resch 2005) oder selbstverletzendes Verhalten (Brunner et al. 2007). Risikoverhaltensweisen erfüllen also bei Jugendlichen eine individuelle subjektiv spezifische Funktion, die erst in der funktionellen Symptomanalyse entschlüsselt werden muss. Ein wichtiger Faktor bei der Entstehung von Risikoverhaltensweisen ist die aktuelle soziale Kompetenz des Jugendlichen – die dazu beiträgt, dass die wichtigen Entwicklungsaufgaben gemeistert werden können, oder vom Scheitern bedroht sind. Je geringer das soziale Echo, je mehr Mobbingerfahrungen (Jantzer et al. 2012), je mehr Misserfolge im aktuellen Umfeld, desto größer ist bei einem Teil der Jugendlichen die Wahrscheinlichkeit, dass sie auf Risikoverhaltensweisen – bspw. Selbstverletzungen – zurückgreifen (Kaess 2012). Bei anderen Jugendlichen kann ein hohes Ausmaß sozialen Echos in gesellschaftlichen Subgruppen und Cliquen dazu führen, immer riskantere Verhaltensweisen an den Tag zu legen – wie das beim U-Bahnsurfen, Strommastklettern oder Fassadenbesteigungen der

F. Resch, P. Parzer, *Entwicklungspsychopathologie und Psychotherapie*,
essentials, DOI 10.1007/978-3-658-08935-1_3

Fall sein kann. Dort, wo Eltern nicht verfügbar sind, und eine protektive Rolle des Elternhauses entfällt, spielen die Wertvorstellungen der Gleichaltrigengruppe eine fundamentale Rolle (du Bois und Resch 2005). Besonders gefahrvolle Verhaltensweisen werden vom Jugendlichen gerade oft deswegen gewählt, weil sie mit Verboten belegt sind, oder in der Erwachsenenwelt Ablehnung und Entsetzen hervorrufen (Resch 1999). Jugendliche nehmen so Gefahren in Kauf, experimentieren mit Drogen oder verletzen sich an der Haut, gerade weil damit – über das erhöhte Risiko – eine Selbstdefinition, Selbstbestätigung oder Selbsterhöhung, eine Wertsetzung in Abgrenzung von der Erwachsenenwelt verbunden ist (du Bois und Resch 2005). Der Versuch, die Unsicherheit mit dem jugendlichen Körper, den neuen sozialen Rollen, den neuen Versuchungen und emotionalen Herausforderungen durch riskantes Verhalten zu kompensieren, zeigt eine klare Geschlechtspräferenz: Während Drogenkonsum und Aggressivität eine männliche Präponderanz zeigen, sind Essstörungen, emotionale Probleme und Selbstverletzungen bei Mädchen häufiger zu finden. Durch Risikoverhaltensweisen können Jugendliche aktuell ihre Ziele erreichen, ihre Bedürfnisse erfüllen, ihre Probleme kompensieren, aber auf längere Sicht werden dadurch mehr Probleme geschaffen, als gelöst. Soziale und intellektuelle Entwicklungschancen werden verringert, die Gesundheit – körperlich und psychisch – gefährdet, entstellende Verwundungen werden in Kauf genommen, und nicht selten die familiären und weiteren sozialen Umfelder nachhaltig verprellt. Durch das proximale Denken, das sich nur auf kurze Zeiträume der Zukunft beschränkt, und die Tatsache, dass nicht alle Gefahrenpotentiale von Risikoverhalten tatsächlich Verwirklichung finden, erlebt der Jugendliche in seiner emotionalen Turbulenz, dass bei den Experimenten alles auch „gut ausgehen kann". Warnungen werden in den Wind geschlagen. Die Jugendlichen setzen sich gleichsam im Moment aufs Spiel: das russische Roulette nimmt seinen Lauf – vielleicht klappt ja alles wie geplant und der ersehnte „Spaß" stellt sich ein, wenn nicht „ist sowieso alles egal" (Resch et al. 2012).

Indikation zur Psychotherapie bei Jugendlichen

4

Die Psychotherapie bei Jugendlichen kann sich nicht allein auf die syndromale Erfassung einer psychischen Störung beschränken. Vielmehr muss sie auch noch jugendtypische Aspekte der psychopathologischen Ausgestaltung psychischer Probleme in den Fokus nehmen:

- In erster Linie muss berücksichtigt werden, dass Jugendliche häufig nicht nur eine klar umrissene psychische Störung aufweisen, sondern eine Reihe von komorbiden Syndromen präsentieren, die auch therapeutisch nicht vernachlässigt werden dürfen (Resch 2012). Darüber hinaus finden sich auch noch einzelne subliminale psychische Störungen, die zwar keine diagnostische Kategorie erfüllen müssen, aber als Beeinträchtigung dimensional erfassbar sind. So können in wechselnder Zahl und Intensität depressive Symptome, Schlafstörungen, vegetative Beschwerden, Schmerzsyndrome oder Entfremdungserlebnisse das klinische Bild verkomplizieren. Auch begleitende Risikoverhaltensweisen wie Substanzkonsum oder süchtiges Spielverhalten am Computer müssen Berücksichtigung finden. Auch wenn in DSM-5 einzelne Verhaltensweisen wie das Selbstverletzungssyndrom oder Mischsymptome von Angst und Depression als eigene neue diagnostische Kategorien eingeführt werden, kann man dadurch dem Problem des „bunten Bildes" jugendlicher Präsentationen von psychischen Störungen nicht streng nosologie-orientiert begegnen.
- Im Jugendalter können die Symptome im häuslichen Milieu oder dem Schulkontext „aufgeschaukelt" sein, da jugendtypische Konflikte und die Reaktion der Erwachsenen darauf die emotionalen Turbulenzen und problematischen

F. Resch, P. Parzer, *Entwicklungspsychopathologie und Psychotherapie*, essentials, DOI 10.1007/978-3-658-08935-1_4

Verhaltensweisen zusätzlich eskalieren. Jugendliche psychische Störungen zeigen einen starken Kontextbezug, der über die nosologische Zuordnung hinausweist.

- Nicht selten kommen in der Symptompräsentation auch Entwicklungsaufgaben – bspw. der Identitätssuche oder der Selbstwertregulation – zum Tragen, die dann Depersonalisationsphänomene triggern, oder Wahrnehmungsunsicherheit erzeugen, ohne dass aktuell tatsächlich eine erhöhte Psychosegefährdung vorliegen muss. Nur so ist es verständlich, dass bis zu 8 % der 13 jährigen High-Risk-Symptome des Erwachsenenalters für Schizophrenie präsentieren können (Kelleher und Cannon 2011), während früh beginnende Psychosen nur in 0,35 % der Fälle vor dem 18. Lebensjahr auftreten (Resch et al. 2002).
- Lebensthemen wie Existenzfragen (wofür lebe ich eigentlich), Fragen der Herkunft (v. a. bei Adoptierten oder Pflegekindern), Enttäuschungen von Liebeserwartungen und sexuelle Ängste können Gedankenkreisen oder Nachdenklichkeit erzeugen, die die Jugendlichen in ihren Aktivitäten zusätzlich beeinträchtigen, oder Schlafstörungen induzieren, ohne dass sich daraus die diagnostische Kategorie einer Depression im Vollbild herauskristallisieren lässt.

All diese Einwände sollen deutlich machen, dass bei Jugendlichen über die strenge Nosologie-orientierung hinaus ein diagnostischer Blick auf alterstypische Bezüge und Ausgestaltungen, Lebensthemen und Entwicklungsaufgaben gerichtet werden muss, wie ihn nur eine entwicklungspsychopathologische Sichtweise erlaubt.

5 Entwicklungspsychopathologie

Die Entwicklungspsychopathologie hat sich als interdisziplinäre Sichtweise auf psychische Störungen in den letzten Jahrzehnten des 20. Jahrhunderts entwickelt und bis heute durch ihre Modellbildungen zur funktionellen Psychopathologie – vor allem in der Kinder- und Jugendpsychiatrie und -psychotherapie – etabliert. Die Grundidee der funktionellen Psychopathologie ist der Anpassungswert von psychopathologischen Symptomen. Symptome sind nicht nur Ausdruck gestörter Hirnfunktionen – wie oft von einer nosologieorientierten Psychiatrie postuliert – sondern stellen in einem Zeitfenster die bestmögliche Anpassung eines Individuums dar, die aufgrund der Ressourcenlage realisierbar ist. Daher ist es notwendig, eine gemeinsame Betrachtung von Umweltbedingungen und Anpassungsmöglichkeiten vorzunehmen, denn im gegebenen Fall wäre das Symptom nicht per se Krankheitszeichen, sondern die beste Lösung für die Diskrepanz zwischen Anforderungen und Ressourcen.

Die Entstehung und therapeutische Beeinflussung von psychischen Störungen wird dabei im Licht der Entwicklungspsychologie und der Entwicklungsneurobiologie anders darstellbar und unter dem Gesichtspunkt von Anpassung und Bewältigung in einen Regelkreis-Zusammenhang gebracht. Der Entwicklungsgedanke soll dabei nicht nur den Blick auf Genese, Epidemiologie, sowie die Art und Ausprägung von Symptomen verändern, sondern auch neue Formulierungen für Diagnostik, Therapie, Rehabilitation und Prävention ermöglichen (Resch et al. 2012). Der Fokus liegt also auf den Einflüssen der normalen Entwicklung auf die Ätiopathogenese und Präsentation psychischer Symptome in unterschiedlichen Lebensaltern, wie im umgekehrten Sinne auch der Einfluss von psychischen Störungen auf die normale Entwicklung im Lebenszyklus betrachtet wird. Aufgrund

F. Resch, P. Parzer, *Entwicklungspsychopathologie und Psychotherapie*,
essentials, DOI 10.1007/978-3-658-08935-1_5

Tab. 5.1 Modellvorstellungen von Pathologie

Entwicklungspsychopathologisches Modell	Klassisches Pathologiemodell
Symptom: Störungszeichen im aktuellen Anpassungsprozess	Symptom: Krankheitszeichen
Störung: Missverhältnis zwischen Möglichkeiten und Anforderungen	Störung: Fehlfunktion, Defekt, Krankheit
Fokus: Individuum-Umwelt-System im Zeitverlauf	Fokus: Individuum
Dynamisch	Statisch
Regelkreis-Kausalität	Lineare Kausalität

unterschiedlicher somatischer, sozialer, kognitiver und emotionaler Bedingtheiten besitzen Kinder – und Erwachsene – in unterschiedlichen Lebensphasen unterschiedliche Ressourcen, auf seelische Erschütterungen, Traumen und/oder psychische Krisen zu antworten oder psychische Störungen auszugestalten. Die psychische Störung ist dabei Ausdruck einer Diskrepanz zwischen Anforderungen und Bewältigungsressourcen (siehe Tab. 5.1). Therapeutische Prozesse führen niemals wieder zu einem – virtuellen – Ausgangspunkt im Sinne einer „Heilung“ zurück, es kann nur nach einer Störung die Entwicklungsrichtung wieder verändert werden und der Prozess günstiger verlaufen.

6 Entwicklung von Symptomen im Kontext

In der Regel geht die Entwicklung psychopathologischer Symptome über mehrere Stadien, die voneinander abgrenzbar sind (siehe Abb. 6.1) (Resch 1999; du Bois und Resch 2005; Resch 2012).

Eine biografisch entstandene Disposition kennzeichnet Phase 1: genetische Bereitschaften (z. B. für affektive Störungen), kindliche somatische Entwicklungseinflüsse (z. B. Mangelernährung oder Epilepsie) und psychosoziale Entwicklungseinflüsse (z. B. Beziehungs- und Erziehungsfaktoren in der Interaktion mit wichtigen Bezugspersonen) bilden in unterschiedlicher Komposition die Matrix der Disposition. Sie ist die Resultante aus individuellen und interaktionellen Risikofaktoren, protektiven Faktoren und traumatischen Einflüssen, die in der kindlichen Vergangenheit das Individuum betrafen (Resch 2012).

Mit dieser komplexen Disposition tritt das Kind zu einem bestimmten Zeitpunkt des Lebensalters – das ist der Beginn von Phase 2 – ins Spannungsfeld zwischen alterstypischen Entwicklungsaufgaben und schicksalshaften Lebensereignissen (z. B. Traumen und/oder Alltagswidrigkeiten) ein. In diesem Spannungsfeld werden die Anpassungsfähigkeiten des Kindes auf die Probe gestellt. Dispositionsbedingte Anpassungsturbulenzen und -probleme, die ein Missverhältnis zwischen Bewältigungsmöglichkeiten und Herausforderungen widerspiegeln, rufen schließlich als „Irritationen" unter Problemdruck emotionale Steuerungsprobleme hervor, die als emotionale Untersteuerung („agieren" oder „Impulshaftigkeit") oder emotionale Übersteuerung (Verhaltenshemmung, Zwanghaftigkeit) imponieren (du Bois und Resch 2005).

Phase 3 beginnt mit einer krisenhaften Anpassungsproblematik, wenn Probleme nicht lösbar erscheinen und die Kinder oder Jugendlichen massiv unter Druck

F. Resch, P. Parzer, *Entwicklungspsychopathologie und Psychotherapie*, essentials, DOI 10.1007/978-3-658-08935-1_6

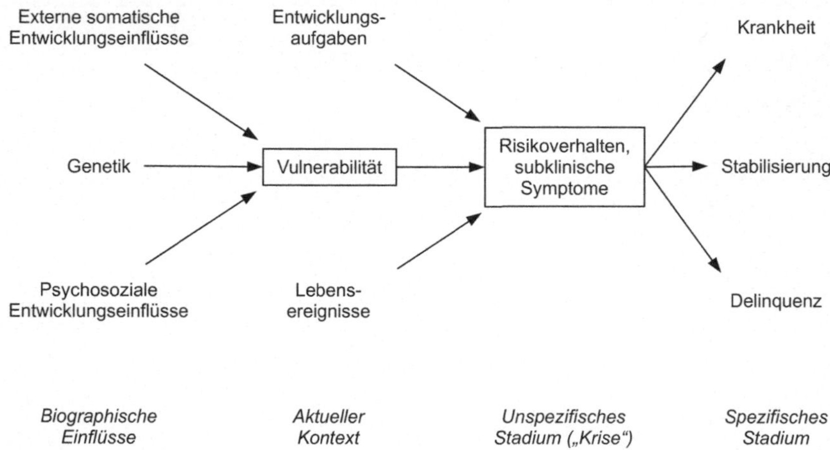

Abb. 6.1 Symptomentwicklung

geraten. Verschiedene Bewältigungsversuche haben nicht zum Erfolg geführt und das Kind braucht selbstreparative Mechanismen, um dem eigenen Affektdruck zu widerstehen. Risikoverhaltensweisen setzen nun insbesondere im Jugendalter Akzente, die dem Erhalt von Selbstwert und Identität dienen. Kampftrinken, Drogenabusus oder suchtartiger Internetgebrauch können das klinische Bild prägen. Daneben können subklinische affektive Symptome, Erschöpfung, Schlafstörungen oder Motivationsdefizite erkennbar sein. Im Kindesalter kann diese Phase durch Spielunlust, Reizbarkeit und/oder Rückzugstendenzen gekennzeichnet sein. Kinder und Jugendliche sind aber in ihrer Anpassung noch reagibel und können sich trotzdem an neue Situationen z. B. in der Schule adaptieren. Die Freiheitsgrade ihrer Handlungsmöglichkeiten sind aber bereits eingeschränkt (Resch 2012).

Bleibt die Fehlanpassung an eine familiäre oder außerfamiliäre Problemlage bestehen, kann ein Trauma nicht bewältigt, eine Entwicklungsaufgabe nicht gelöst werden tritt nun Phase 4 ein. Durch dispositionelle Bereitschaften – Vulnerabilitäten – oder fortdauerndes Risikoverhalten können bei manchen Kindern und Jugendlichen Symptome entstehen, die bereits eine nosologisch exakte psychopathologische Definition erlauben. Zusätzlich zur psychischen Störung können Risikoverhaltensweisen – wie Substanzmissbrauch, Delinquenz, Aggressivität oder Selbstverletzungen – das klinische Bild verkomplizieren oder Komorbiditäten unterschiedlicher nosologischer Syndrome komplexere psychische Störungsbilder hervorrufen. Während Phase 3 noch als subklinisches Stadium aufzufassen ist, wird in Phase 4 ein klinisch bedeutsames therapiebedürftiges Zustandsbild erreicht.

7 Quellen der Information

Die klinische Untersuchung der jugendlichen Patienten umfasst nicht nur die Exploration der Jugendlichen selbst, sondern erstreckt sich auch auf andere Informationsgeber. Während die Therapeuten in ihrem eigenen Erleben die Informationen des Patienten integrieren, wobei alles Gesagte und alles Nicht-Gesagte aber im Verhalten Gezeigte bedeutsam ist. Die Selbstbeschreibung der Patienten wird mit ihrem Erscheinungsbild und ihrem Verhalten in Abgleich gebracht. Dadurch wird ein Rückschluss auf das Erleben der Patienten möglich, der einer inneren Vergegenwärtigung entspricht (Jaspers 1973). Spiegelungen des Erlebens und Verhaltens der Patienten im Erleben und Verhalten der wichtigen Bezugspersonen – z. B. den Eltern – erlauben zusätzliche Erkenntnisse. Was berichten in welcher Weise die Eltern über ihr Kind? Wie werden darüber hinaus Problemkonstellationen von außenstehenden aber vertrauten Personen – z. B. Lehrern – gesehen? Nur mit ausdrücklicher Einwilligung der Jugendlichen können Quellen außerhalb der Primärfamilie angefragt werden. Tabelle 7.1 gibt einen Überblick über die Schwerpunkte und Zielsetzungen der entwicklungspsychopathologischen Diagnostik im Jugendalter.

Die genaue Symptomanalyse erlaubt eine nosologische Zuordnung der Einzelsymptome zu psychischen Störungsbildern. Dabei kann aber die Diagnostik nicht stehen bleiben. Die Symptomorientierung dient der Schadensminderung und Leidensreduktion. Eine Reduktion selbstschädigender und belastender Symptome muss ein wichtiges Ziel der Therapie bleiben. Gerade deshalb reicht die nosologische Zuordnung nicht allein aus, vielmehr muss diese durch die strukturelle Analyse der Ressourcen des Selbst und die funktionelle Analyse der Symptome ergänzt werden.

F. Resch, P. Parzer, *Entwicklungspsychopathologie und Psychotherapie*,
essentials, DOI 10.1007/978-3-658-08935-1_7

Tab. 7.1 Entwicklungspsychopathologische Diagnostik

Symptomanalyse	Schweregrad
	Komplexität
	Verlauf
Situative Analyse	Auslöser
	Kontext
	Funktionalität des Symptoms
Biographische Analyse	Risikofaktoren
	Vulnerabilität
	Protektive Faktoren
Strukturelle Analyse	Selbstintegration
	Bewältigungsstile
	Abwehrformen

8 Strukturelle Betrachtung – Ressourcen des Selbst

Ohne im Detail auf die Diskussion zur psychischen Struktur bei Kindern und Jugendlichen einzugehen, die an anderer Stelle breit ausgeführt wird (Resch und Koch 2012; Arbeitskreis OPD-KJ-2 2013), soll im Folgenden ein Strukturbegriff verwendet werden wie er durch das Konsortium zur Operationalisierung psychodynamischer Diagnostik im Kindes- und Jugendalter entwickelt wurde. Dieser Strukturbegriff geht davon aus, dass dem Kind in jedem Lebensalter in seinem Selbst ein Repertoire an Handlungsbereitschaften zur Verfügung steht, dessen sich das Subjekt in der Interaktion mit der Umwelt bedienen kann (Resch und Freyberger 2009). Wenn man von der psychischen Struktur spricht, geht es um die Aspekte von Funktionalität, Flexibilität, Variabilität, Kontinuität, Verfügbarkeit von Erfahrungen und situationsangemessener Alltagsbewältigung. Es geht um psychische Freiräume für Handlungsentscheidungen und unter psychodynamischen Gesichtspunkten um die Beziehung des Selbst zu seinen inneren und äußeren Objekten (Resch und Koch 2012). Die unterschiedlichen Dimensionen der psychischen Struktur umfassen die intrapsychische Steuerung, die Selbstreflexion, die Differenzierung der Wahrnehmung in Bezug auf andere Personen, die kommunikativen Fähigkeiten und die Internalisierung wichtiger Beziehungen zu inneren Modellen unter Bindungsgesichtspunkten (Arbeitskreis OPD-KJ-2 2013).

Je besser die psychische Struktur entwickelt ist, umso eher können Konflikte, Anpassungsturbulenzen oder Traumata innenweltlich verarbeitet werden. Kompensatorische Bewältigung, Problemlösung und eine Reihe von Abwehrmechanismen zur Affektregulation stehen zur Verfügung. Je gravierender strukturelle Beeinträchtigungen sind, umso mehr muss das Individuum seine Konflikte, Spannungen und Traumata in der Außenwelt ausagieren.

F. Resch, P. Parzer, *Entwicklungspsychopathologie und Psychotherapie*,
essentials, DOI 10.1007/978-3-658-08935-1_8

Psychopathologische Symptome wie Angst, depressive Verstimmung, Zwangssymptome oder soziale Verhaltensstörungen und Regelübertretungen können unter strukturellen Gesichtspunkten (siehe Kernberg 1988) unterschiedlichen Funktionsniveaus des Subjekts zugeordnet werden, die für die Therapieindikation von Bedeutung sind, je nachdem ob auch Steuerungsprobleme, Störungen der Impulskontrolle, Beeinträchtigungen des Selbstbildes oder Störungen der kommunikativen Fähigkeiten mit den Symptomen verknüpft sind (Resch und Koch 2012).

Auf dem Funktionsniveau 1 – dem erlebnisreaktiven Niveau – kommen die Symptome als aktuelle Anpassungsprobleme zum Ausdruck. Ein Bezug zu einer Beeinträchtigung durch Entwicklungsaufgaben, oder aktuelle traumatische Ereignisse wird fassbar. Bis zu diesem Zeitpunkt war der Jugendliche mit ausreichenden Ressourcen ausgestattet. Durch das aktuelle Ereignis wurden regulatorische und kompensatorische Aktivitäten ausgelöst, aber die basalen Funktionen der Selbstregulation und Kommunikation sind erhalten.

Funktionsniveau 2 – das Konfliktniveau – imponiert mit überschießenden Reaktionen auf Auslöser in der Umwelt. Es handelt sich dabei um symptomatische Überreaktionen, die durch vorausgegangene Traumatisierungen und/oder innere überdauernde Konflikte mitbestimmt werden. Bei der Affektregulation zeigen sich umschriebene strukturelle Beeinträchtigungen und Übersensibilisierungen. Der Bezug zur emotionalen Umwelt ist durch unflexible Abwehrformationen verkompliziert, die kommunikativen Prozesse dadurch beeinträchtigt.

Funktionsniveau 3 – das narzisstische Funktionsniveau – ist durch tiefgreifende Beeinträchtigungen der Selbstregulation gekennzeichnet. Die Aufrechterhaltung und Balancierung des Selbstwertes ist in zentralen Lebenskontexten nachhaltig gestört. Die klinische Symptomatik findet vor dem Hintergrund massiver Selbstwertprobleme statt, die nicht nur überschießende Reaktionen bedingen, sondern fundamentale Ängste vor Objektverlust widerspiegeln. Permanente Angst den anderen zu verlieren, weil man selbst sich nicht für gut genug hält, Angst einen tiefen Makel verstecken zu müssen treibt das Individuum zu immer neuen Anläufen von Selbstbespiegelung. Negative Selbstzuschreibungen, Ideen vermeintlicher Größe, Idealisierungen und Entwertungen, Gier nach sozialem Echo mit gleichzeitigen Ängsten davor, ein Hoch und Tief von Größenideen und Selbstverachtung verkomplizieren Beziehungen zur Außenwelt und Kommunikation.

Funktionsniveau 4 – das Borderline-Niveau – spiegelt eine tiefgreifende Störung der Selbstintegration wider. Ängste vor Selbstverlust, Identitätsdiffusion, hohe Irritabilität, gestörte Selbst- und Impulsregulation, Unstetigkeit in Beziehungen bei starkem Beziehungswunsch und Angst vor Enttäuschung kennzeichnen dieses Niveau. Es kann zu chaotischen Anpassungsformen, einer Tendenz zum Agieren und vermehrten Risikoverhaltensweisen kommen. Dissoziative Mechanismen können die Selbstreflexion zusätzlich erschweren und Selbstentfremdungserlebnisse bedingen. Negative Einstellungen zum eigenen Körper und andere grundsätzliche Beeinträchtigungen des Selbstbildes kommen zum Ausdruck. Auf diesem Funktionsniveau zeigt sich das Individuum in seinen Selbst- und Objektrepräsentanzen desintegriert, aber die Wahrnehmungsfunktionen und die Fähigkeit zur Realitätskontrolle sind nicht überdauernd fehlgeschaltet, sondern nur affektbedingt situativ beeinträchtigt.

Auf dem Funktionsniveau 5 – dem psychotischen Niveau – findet sich bereits eine Fragmentierung des inneren Erlebens. Selbstregulation und Identitätsfunktionen sind durch basale Beeinträchtigungen der Informationsverarbeitung tiefgreifend gestört. Die Wahrnehmungs- und Bewertungsfunktionen in der zwischenmenschlichen Interaktion sind so beeinträchtigt, dass ein gemeinsamer Realitätsbezug mit anderen Menschen fehlt. Eine fundamentale Einsamkeit in subjektiven Privatwelten, die permanent bedroht scheinen, erzeugt in der Regel einen starken Leidensdruck. Denkstörungen und Wahrnehmungsstörungen prägen das Bild.

Bei Jugendlichen finden wir typischerweise das Phänomen einer Oszillation zwischen unterschiedlichen Strukturniveaus, je nachdem mit wem sie in welchem Kontext kommunizieren. Dies ist bei der Einschätzung von relativ überdauernden strukturellen Bereitschaften von Bedeutung. Während manche psychopathologische Phänomene wie Angst und Depression klar auf unterschiedlichen Strukturniveaus diagnostiziert werden können, finden wir im Jugendalter 3 wesentliche Störungsbilder, die als nosologische Konstrukte bereits stark strukturbezogen definiert sind (Resch und Koch 2012):

- die tiefgreifenden Entwicklungsstörungen – wie der Autismus – weisen regelhaft in schweren Formen Strukturdeformationen bis zu Funktionsniveau 4 und 5 auf.
- Die schizophrenen Psychosen zeigen in der akuten Phase regelhafte Strukturstörungen bis zum Funktionsniveau 5
- Jugendliche Borderline-Störungen haben Beschwerden, die zwischen Niveau 3 und 4 oszillieren können und auch im Einzelfall bis Funktionsniveau 5 reichen.

Aber nicht nur Jugendliche, die alle Diagnosekriterien des Borderline-Syndroms aufweisen, haben Symptomkonstellationen, die bis Funktionsniveau 4 hinunterreichen, auch Patienten, die die Diagnose nicht erfüllen, können schwere Integrationsprobleme ihres Selbst zeigen. Auch Patienten mit Substanzmissbrauch können in einzelnen psychischen Funktionen vorübergehend bis zum Niveau 5 beeinträchtigt sein, ohne das Vollbild einer Psychose aufzuweisen. Auch Anorexiepatienten können unterschiedliche Funktionsniveaus ihrer strukturellen Ressourcen aufweisen. Diese Aspekte müssen in der Therapie Beachtung finden, weil man sonst den Patienten, egal ob sie anorektische oder affektive Syndrome aufweisen – neben der nosologie-spezifischen Symptombehandlung – in der psychotherapeutischen Bearbeitung ihrer Symptome nicht gerecht wird. Die Arbeit am Selbst wird über Strukturmerkmale gebahnt.

9 Individuelle funktionale Analyse – funktioneller Kontextualismus

Wenn man die psychopathologischen Symptome detailliert und differenziert in ihrem Kontext beschrieben hat (wie?), stellt sich meist als erstes die Frage nach der kausalen Verursachung (woher?). Viele neurobiologische und soziotheoretische Modelle versuchen, die klinischen Symptome als Folge von zerebralen Störungen und/oder sozialen Zwängen zu beschreiben. Die auf diesen Modellen aufbauenden Therapieschritte sind kausal orientiert und versuchen die verursachenden Bedingungen – bspw. einen vermuteten Mangel an serotoninergen Prozessen durch Medikamente oder im psychotherapeutischen Feld durch Bearbeitung von biographischen Traumata – so zu verändern, dass die klinische Symptomatik abnimmt. Diese Modelle setzen aber voraus, dass Symptome fast reflexhaft oder bedingungslos auf ihre Ursachen folgen. Dies ist nur selten der Fall und oft bleiben die therapeutischen Versuche ja erfolglos. Wir wollen uns einer anderen Sichtweise von Symptomen zuwenden, die davon ausgeht, dass diese immer eine Anpassungsfunktion besitzen und niemals zufällig in ihre psychosozialen Kontexte eingebettet sind. Es geht um innere Zielsetzungen und Sinnstiftungen, die durch Symptome verfolgt werden (wozu?).

Die Frage der Kausalität fokussiert auf eine Herleitung des Verhaltens aus Vorbedingungen, sie stellt das Verhalten als notwendige Konsequenz solcher Vorbedingungen dar. Verhalten ist dabei das schlüssige Ergebnis dieser Vorbedingungen. Aus der Sicht des Betrachters werden unter kausalen Gesichtspunkten die Symptome der Betroffenen hervorgerufen, sie widerfahren den Patienten gleichsam, sie werden von diesen nicht aktiv erzeugt.

In den meisten Handlungsfeldern bleiben dem Patienten jedoch Spielräume, die dem Betroffenen eine Wahl ermöglichen. Das Verhalten kann gelenkt, angewen-

F. Resch, P. Parzer, *Entwicklungspsychopathologie und Psychotherapie*,
essentials, DOI 10.1007/978-3-658-08935-1_9

det und an Umgebungsbedingungen angepasst werden. Der Patient handelt also ebenso wie jeder gesunde Mensch nach Zielen, er setzt Verhalten ein, um Ziele zu erreichen. In dieser Betrachtung passiert das Verhalten nicht, es wird erzeugt und gemacht. In dieser Sicht werden Symptome also nicht einfach passiv hervorgerufen, sie werden aus einem Kanon möglicher Verhaltensweisen aktiv ausgewählt. Dabei erscheint es wichtig, dass das Handeln, um Ziele zu erreichen, nicht mit dem bewussten selbstreflexiven Handeln gleichgesetzt werden darf. Innere Ziele können auch unbewusst bleiben oder außerhalb der Beachtung wirksam sein. Viele Handlungen und Verhaltensweisen laufen permanent in zielgerichteter Weise in uns ab, ohne dass sie unsere Bewusstseinsschwelle überschreiten. Alles, was über den einfachen Reiz-Reaktionsmechanismus reflexartiger Handlungen (von den Lerntheorien als „elicited behavior" bezeichnet) hinausgeht und umweltangepasst geregelt wird, kann als aktives Verhalten bezeichnet werden (in den Lerntheorien „emitted behavior" benannt). Nicht jedes aktive Verhalten ist bewusst oder selbstreflexiv ausgewählt. Zwischen der Ebene der Reflexe und dem selbstbewussten Verhalten gibt es ein ganzes Spektrum an zielgerichteten Verhaltensweisen mit nur lockerem oder ausbleibendem Bezug zum Bewusstsein.

Für manche Symptome kann die kausale Betrachtung angemessener erscheinen, für andere Symptome oder den Symptomverlauf erscheint aber die kontextuelle funktionelle Betrachtung fruchtbarer. Keine Sicht besitzt eine alleinige Wahrheit, jede Sicht macht andere Phänomene erkennbar.

Bei den Erlebnissen und Verhaltensweisen, die uns durch kausale Prozesse quasi aufgezwungen sind – beispielsweise bei epileptischen Krämpfen, Halluzinationen oder Panikattacken – spielen Kontextvariablen in der Erstentstehung eher eine nachgeordnete Rolle, bei der Aufrechterhaltung jedoch, der Chronifizierung oder Aggravierung solcher Symptome ist der Kontext wiederum sehr bedeutsam. Dort, wo im interaktiven Handeln jedoch Freiheitsgrade der Entscheidung vom Beginn an existieren, wo der Betroffene eine Wahl hat, ein Verhalten oder Erleben zu modifizieren oder eine Möglichkeit, Verhalten umweltbezogen überhaupt einzusetzen – bei den meisten Verhaltensweisen des Menschen also – spielt ein funktioneller Kontextualismus eine überragende Rolle. Denn in der Ausgestaltung und Perpetuierung von Symptomen gibt es für den Patienten praktisch immer ein Stück Freiheit, das der Erreichung seiner inneren Ziele dient. Die Kenntnis solcher Ziele eröffnet wieder neue Spielräume für Veränderung, wenn diese dem Bewusstsein zugänglich sind. Wir wissen, dass manche rein kausal orientierten Therapieformen (z. B. pharmakologische Interventionen) an solchen Regelkreisen, die pathologisches Verhalten perpetuieren, scheitern können und dass auch auf diese Weise Therapieresistenz entstehen kann – nicht nur durch pharmakokinetische Variablen oder mangelnde Rezeptorempfindlichkeit. Immer, wenn Kontextvariablen bedeutsam sind, und ein Abgleich mit der Umwelt erfolgt, wenn innere Ziele als Richtschnüre, Motive und Wünsche unsere Verhaltensweisen lenken, spielt geregeltes Verhalten eine Rolle.

Eine funktionelle Betrachtung von Symptomen geht davon aus, dass diese als gelernte Verhaltens- und Erlebnisweisen immer einem (oder mehreren) persönlich bedeutsamen Zielen dienen. Symptome sind oft vielschichtig und vieldeutig, sie imponieren doppelbödig und können in einem Verhaltensakt mehrere Zielsetzungen erfüllen. Symptome können Unklares und Undurchschaubares, Gegensätzliches und Widersprüchliches in Schwebe halten, Scheinlösungen und Befriedungen vornehmen, ohne konkret ein Problem zu fassen oder gar zu lösen. Bezüglich der Funktionalität der Symptome besteht beim Patienten häufig ein Mangel an Bewusstsein, die Möglichkeiten darüber zu befinden, zu reflektieren und die Ziele zu verbalisieren sind oft zu Therapiebeginn sehr eingeschränkt.

Der funktionelle Kontext erschließt sich dem Therapeuten aus der Betrachtung der Wechselwirkungen des Patienten mit seinem Umfeld. Diese Vorgangsweise setzt eine ganzheitliche Betrachtung voraus (O'Brien und Carhart 2011). Unter dem Titel eines „funktionellen Kontextualismus" (Hayes 2004) werden Therapieformen wie Acceptance-and-Committment Therapie (Hayes et al. 1999), dialektisch-behaviorale Therapie (Linehan et al. 2006), funktionell-analytische Therapie (Kohlenberg et al. 2011) oder Mindfullness-Therapieverfahren (Segal et al. 2013) zusammengefasst und einer sogenannten 3. Welle der Verhaltenstherapie – nach den lerntheoretischen Therapieverfahren (Welle 1) und der kognitiven Wende (Welle 2) – zugeordnet (O'Brien und Carhart 2011). Es entsteht eine neue Denkplattform, die Begegnungen mit der Entwicklungspsychopathologie, die einen ganz anderen Traditionsstrang hat, und der Tiefenpsychologie (Sannwald et al. 2013), die ja genuin diesen funktionellen Ansatz mit ihrem Konzept der Abwehrmechanismen und der psychischen Struktur verfolgt, zulässt. Auch der systemische Ansatz (von Sydow 2007) zeigt die Funktionalität von Symptomen im zwischenmenschlichen Bereich in besonderer Weise auf. Diese Chance einer konzeptuellen Begegnung unterschiedlicher Therapieansätze und Denkschulen auf der Ebene des „funktionellen Kontextualismus" sollte nicht vertan werden. Konzeptuelle Verständigung hätte dabei immer auch die Unterschiede der einzelnen Betrachtungsweisen im Auge. Ein derartiger Diskussionsprozess könnte mehr der Flexibilisierung von Psychotherapie des Adoleszenzalters Rechnung tragen, als die Starrheit bestimmter Therapieschulen und deren Bemühung um Abgrenzung noch zu verstärken. In optimistischer Sicht könnte auf diese Weise aus unterschiedlichen Schulen und Sichtweisen eine gemeinsame Basis herausgelesen werden, die zur Entwicklung einer schulenübergreifenden Entwicklungstheorie beitragen und somit eine altersgerechte Behandlungsform ermöglichen könnte, wie dies schon in

Ansätzen der „Psychologischen Therapie“ von Grawe (2000) zum Ausdruck gebracht wurde. Für Jugendliche könnten auf diese Weise individuell zugeschnittene Therapieformen entwickelt werden, die unter dem Dach einer einheitlichen Entwicklungstheorie eine altersgerechte Behandlungsform ermöglichen.

Der funktionelle Kontextualismus geht davon aus, dass kognitive, emotionale und Verhaltensäußerungen des Individuums sich auf einen inneren und äußeren Kontext beziehen lassen: Sie erhalten Bedeutung durch biographische und aktuelle interne und externe Ereignisse (Hayes 2004). Das Verhalten des Patienten muss gleichsam hermeneutisch erschlossen werden. In einer situativen Verhaltenshermeneutik wird das Verhalten wie ein Text zu lesen sein, der in Bezug auf die Situation Sinn macht. So gesehen gibt es keine objektiven Wahrheiten, an denen das Denken des Patienten und sein Verhalten gemessen werden, sondern es gibt kontextuell-historische Erkenntnisse, die jedem Individuum seine persönliche Wahrheit in der Beurteilung der Welt und anderer Menschen nahelegen. Gedanken und Verhaltensweisen erscheinen also immer passend und „klug“ auf den Kontext bezogen und nicht fehlerhaft und unrichtig!

Symptome müssen gemeinsam mit ihren Kontextvariablen betrachtet und analysiert werden und dürfen nicht wie in kausalen Sichtweisen in Verhaltensbausteine zerlegt werden, um verstanden werden zu können. Dies nennen O’Brien und Carhart (2011) eine „in situ“-Betrachtung.

10 Kybernetische Sichtweisen des Verhaltens

Die „kognitive Revolution" in der Verhaltenstherapie (2. Welle) war das Ergebnis wissenschaftlicher Entwicklungen im letzten Drittel des 20 Jahrhunderts. Der Fokus richtete sich vom beobachtbaren Verhalten auf mentale Prozesse, wobei jedoch das Wissenschaftsparadigma als Methodologie des kausalen Denkens gegenüber den Anfängen der empirischen Psychologie unverändert blieb (Marken 2009). Nun versuchte man, intrapsychische Prozesse in linearen Modellen und kausalen Erklärungsmustern abzubilden. Eine Theorie dieser Zeit jedoch blieb relativ unbemerkt von der aufkommenden Begeisterung für „Kognition", die sich bereits seit den 50er Jahren aus Überlegungen zu kybernetischen Regelkreisen (Wiener 1961; Bertalanffy 1969; Ashby 1981) herauskristallisiert hatte. Es handelt sich dabei um die Theorie, dass menschliches Verhalten zielgerichtet sei und daher in Regelkreisen, die man aus der Elektrotechnik und Ingenieurswelt kannte, abgebildet werden könne. Der namhafteste Vertreter dieser Theorie war W. T. Powers (1973). Er nannte seine Theorie „Theorie der Regelung der Wahrnehmung" (Perceptual Control Theory). Die Gedanken wurden später von C. S. Carver und M. F. Scheier aufgegriffen und zur Erklärung der Selbstregulation des Verhaltens beim Menschen herangezogen (Carver und Scheier 1998). Weitere Umsetzungsversuche in die Praxis wurden von W. Mansell (2009) und T. A. Carey (2012) unternommen.

Diese Theorie der Regulation menschlichen Verhaltens passt perfekt in das entwicklungspsychopathologische Paradigma des jugendlichen Problemverhaltens und ist eine konsequente Umsetzung der kybernetischen Annahmen zur Entstehung solchen Verhaltens im Entwicklungsprozess. Die Theorie soll im Folgenden kurz erläutert werden:

F. Resch, P. Parzer, *Entwicklungspsychopathologie und Psychotherapie*,
essentials, DOI 10.1007/978-3-658-08935-1_10

Nach der Regelkreistheorie kann das zielgerichtete menschliche Verhalten wie ein kybernetischer Zirkel dargestellt werden. Technische Regelkreise erkennen wir beispielsweise in elektronischen Bauteilen, oder in der automatischen Raumtemperaturregulation durch Thermostaten. In der Biologie dienen Regelkreise zur Erklärung des Reafferenzprinzips in der Feinabstimmung muskulärer Aktivitäten, oder zum Verständnis neuroendokriner Mechanismen wie z. B. in der Stressregulation durch Corticoide. Der Regelkreis des Verhaltens besteht aus den gleichen Elementen, wie technische oder biologische Regelkreise. Er beginnt mit einer Zielgröße – die auch als Richtwert bezeichnet wird. Diese Zielgröße soll erreicht und aufrechterhalten werden. Über einen Differenzmesser, der die aktuellen Abweichungen von der Zielgröße erkennt, wird eine Verhaltensantwort in Gang gesetzt, die in die Umwelt hinauswirkt – um dort eine passende Veränderung zu bewirken. Diese Veränderung wird dann über einen Wahrnehmungsprozess wieder in den Differenzmesser eingespeist und als aktuelle Zielannäherung oder -entfernung erkennbar (siehe Abb. 10.1). Solange die Zielgröße – der Richtwert – nicht erreicht wird, bleibt das Verhalten aufrecht, also die Veränderungsbemühung um das Ziel aktiv. Genau genommen handelt das Individuum im Regelkreis, um seine Wahrnehmung von der Umwelt so zu verändern, dass das Ziel erreicht, oder möglichst angenähert wird. Der Schlüssel zur Zielerreichung ist also nicht allein die Verhaltenswirkung auf die Umwelt, sondern die Erkenntnis einer – wie auch immer durch das Verhalten oder anderer Faktoren – veränderten Umwelt, die dann das Verhalten unterbricht.

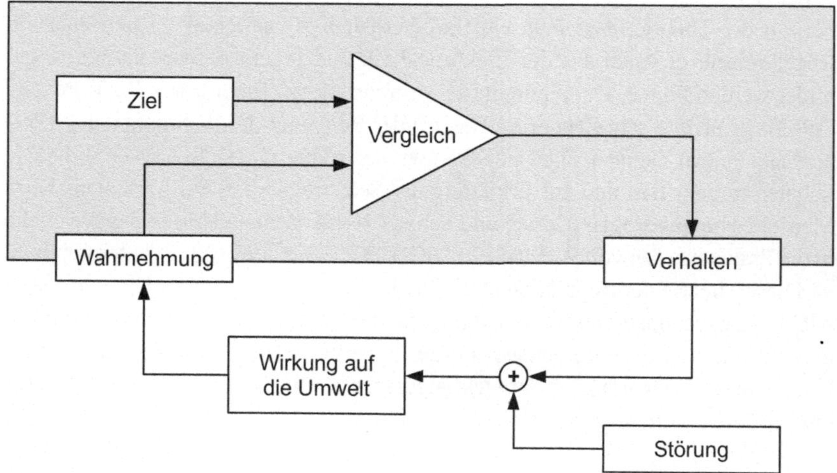

Abb. 10.1 Regelkreis

Zielgerichtetes Verhalten – und viele, wenn nicht die meisten, Handlungen des Menschen besitzen dieses Muster – kann in Regelkreisen besser erklärt werden, als durch eine Kausalkette, deren Ende die Verhaltensantwort ist, die dann frei in die Umwelt hinauswirkt (Marken 2009). Nur die Regelkreistheorie macht erklärbar, warum Verhaltensweisen oft wider besseres Wissen und gegen die Verhältnisse in der Umwelt aufrechterhalten werden, wenn nur dadurch ein inneres Ziel oder Bedürfnis verfolgt werden kann. Sie macht das Aufrechterhalten von Sichtweisen, die Immunisierung von Haltungen und Bewertungen, die „unpassende Passung" angesichts vorhandener Gegeninformation erklärbar. Unvernünftiges, emotional geleitetes und scheinbar „unlogisches" Verhalten kann so auf logische Weise erklärt werden, indem das Verhalten eben nicht auf die Umwelt, sondern auf innere Ziele bezogen ist. Auch eine „tendenziöse Apperzeption" (Dyslin 1998) also die emotional aufgeladene durch innere Ziele „verfälschte" Wahrnehmung der Umwelt zur persönlichen Zielerreichung – wie sie in der Individualpsychologie formuliert wird (Adler 1978) – macht auf diese Weise Sinn und gewinnt eine Anpassungsbedeutung.

Das menschliche Verhalten kann in einem Regelkreis aber nicht vollständig gefasst werden. Das wäre zu simpel. Viele – oft auch gegenläufige – Ziele, Motive, Wünsche, Tendenzen und Appetenzen lenken das spontane humane Verhalten. Powers (1973) und Carver u. Scheier (1998) konstruieren daher komplexe Verhaltensweisen aus hierarchisierten ineinander verschachtelten Regelkreisen, deren jeder ein bestimmtes – übergeordnetes oder untergeordnetes – Verhaltensziel verfolgt (siehe Abb. 10.2). Und so kann eine resultierende Verhaltensantwort schließ-

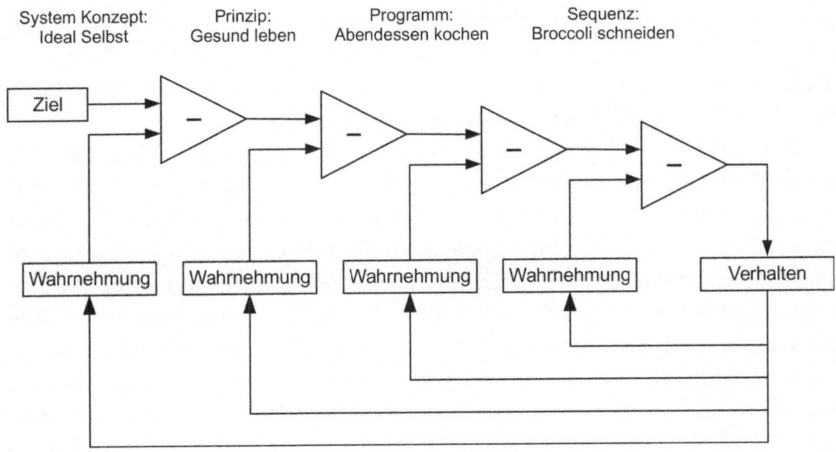

Abb. 10.2 Ausschnitt einer Ziel-Hierarchie (Carver und Scheier 1998)

lich ganz vielen hierarchisch gegliederten Zielen dienen. Die Details der Modellvorstellungen würden den Umfang dieses Buches weit übersteigen und können in dem lesenswerten Buch von Carver und Scheier (1998) nachgelesen werden. Die Regelkreistheorie gibt einen guten Erklärungsrahmen für funktionelle Symptomanalysen ab.

Wenn das Ziel der kausalen Methodologie das Auffinden von Variablen darstellt, die das Verhalten kausal beeinflussen, dann ist demgegenüber das Ziel einer kybernetischen Sichtweise des Verhaltens, jene Zielwerte und Motive aufzufinden, die als Referenzwerte durch das Verhalten geregelt werden (Marken 2009). Das Verhalten ist in der kausalen Betrachtung durch interne und/oder externe Einflüsse hervorgerufen und per se ohne Ziel. Im Regelkreismodell dient das Verhalten dazu, die eigene Wahrnehmung der Umweltbedingungen so zu beeinflussen, dass diese dem inneren Richtwert – dem Ziel – angenähert werden. Das ist ein fundamentaler Unterschied!

Wir können aber in der funktionellen Betrachtung nach dem Regelkreismodell von einem Problemverhalten nicht direkt auf irgendwelche biologischen oder erlebnisbedingten Ursachen schließen, sondern müssen uns fragen, welchen inneren Zielen dieses Verhalten gehorcht, welche Zwecke es für die Person erfüllt, welche inneren Motive dadurch geregelt werden. Für die Suche nach einer Intervention aufgrund der funktionellen Analyse des Verhaltens – wenn also ein Regelkreis von Verhalten und Motiven im Zentrum steht – ist die Nosologie-Orientierung allein nicht hilfreich! Gleiche psychopathologische Phänomene können ganz unterschiedlichen Zielen für die Person unterstellt sein (z. B. Selbstwertstabilisierung, Identitätssuche, Anerkennungswunsch, Ablösungsbedürfnis). Solche inneren Ziele können aber zur Aufrechterhaltung von Symptomen beitragen und zum Therapieversagen führen, wenn sie nicht beachtet werden. Unterschiedliche Symptome können gleichen Zielen dienen, was erklärt, warum viele Jugendliche Symptom-Shifts zwischen unterschiedlichen Risikoverhaltensweisen erleben und oftmals eine wechselnde Vielfalt von Symptomen präsentieren.

Symptome, die sich nicht verändern lassen, deuten auf ein geregeltes Verhalten hin (z. B. bei Depression oder Anorexie). Diese Nicht-Änderung wird aktiv aufrechterhalten und kostet viel Kraft und Energie. Variierende Anstöße zur Veränderung sollten im therapeutischen Kontext erprobt werden und können das System aus Symptomen und inneren Zielen nur immer wieder stören. Wenn sich das Problemverhalten beharrlich nicht ändert, zeigt das an, dass dieses Problemverhalten durch einen inneren Richtwert geregelt und gegen alle Widerstände aufrechterhalten wird. Offenbar dient das Problemverhalten immer noch am besten dem Ziel und wird nicht losgelassen. Um eine Änderung des Verhaltens herbeizuführen, muss für diesen Richtwert, dieses innere Ziel (z. B. den Selbstwert stabil halten) eine Handlungsalternative gefunden werden. Dann kann das Problemverhalten sistieren. Die Suche nach Alternativen muss nach der funktionellen Betrachtung mit der Symptombehandlung Hand in Hand gehen.

Es macht auch keinen Sinn bei einzelnen Syndromen einzelne Motive kochrezeptartig zu sammeln. Beispielsweise haben sich Aspekte des „Kind bleiben Wollens“ oder „Nicht Frau werden Wollens“ bei Anorexiepatientinnen als typische Motivkerne nicht empirisch bestätigen lassen. Auch die Motivlage für Selbstverletzungen ist nicht einheitlich! Man kann nicht vom Symptom auf das Motiv schließen!

Regelkreismodelle können von der individuellen Ebene auf die Ebene von Familien und transaktionalen Systemen erweitert werden. Es können sich individuelle Regelkreishierarchien als Einzelelemente in Gruppen von solchen Systemen integrieren. Das Regelkreismodell ist daher nicht nur auf den einzelnen Patienten beziehbar, sondern kann auch auf soziale Systeme angewendet werden, wie dies ja in den systemischen Therapieverfahren (von Sydow 2007) zum Mindesten in Grundsätzen geschieht, ohne dass dabei ein definiertes Vorgehen festgelegt wird. Für das Individuum bilden soziale Systeme die komplexe Umwelt, die auf es einwirkt, und in der es seine Ziele und Motive zu verwirklichen trachtet. Bezugspersonen und deren Zielsetzungen stellen also die sozialen Umwelten des Individuums dar. Je uneindeutiger und widersprüchlicher die Regeln in diesen Umwelten sind, je undurchschaubarer das Umfeld bleibt, desto schwerer findet sich das Individuum darin zurecht, wenn es seine Bedürfnisse mit den Umgebungsbedingungen abzustimmen trachtet. Aus frühen Interaktionserfahrungen entsteht ein Erfahrungsschatz, der mehr oder minder Vorhersagen erlaubt und Lösungswege für Widersprüche und Probleme nahelegt. Die Schematherapie (Young et al. 2008) nimmt explizit Bezug auf diese Erfahrungen und versucht, daraus resultierende Einschränkungen der Bewältigung im „hier und jetzt“ zu verändern.

Das Regelkreismodell erlaubt, die inneren Zielsetzungen in ihrer aktuellen Ausprägung systematisch zu erfassen, diese insbesondere aus dem situativen Verhalten und Erleben rückzuschließen. Es ist daher nicht allein auf die bewussten verbalen Selbstberichte angewiesen, die ja nur selten die eigentlichen Zielsetzungen erkennen lassen und durch soziale Erwünschtheit, oder mangelnde Transparenz verändert oder „geschönt“ sein können, wenn sie überhaupt der bewussten Selbstreflexion zugänglich sind. Aktuelles Erleben und Verhalten kann mit biographischen Verhaltensakzenten verglichen und in einen Sinnkontext der Lebensspanne eingeordnet werden (s. Kapitel „Quellen der Information“). Nicht allein, was jemand sagt und verbal in den Raum stellt, sondern was jemand tut – wie er sich in den tatsächlichen Handlungen äußert – bildet das Material für hermeneutische Aktivitäten im Sinne der „Verhaltenshermeneutik“ (s. funktioneller Kontextualismus).

11 Funktionelle Symptomanalyse nach dem Regelkreismodell

In der funktionellen Symptomanalyse soll der Versuch unternommen werden, das Regelkreismodell mit den Konzepten der „Psychischen Struktur" (Resch und Koch 2012; Rudolf 2012) und dem Grawe'schen Konsistenzprinzip zur Erklärung psychischer Störungen zusammenzuführen (Grawe 2000).

Nehmen wir den Regelkreis zur Grundlage, können wir vier Aspekte hervorheben, die die Funktionalität des Erlebens und Handelns unserer Patienten beeinträchtigen.

Es kann die **Handlungsfähigkeit** eingeschränkt sein – also der Output nicht in angemessener Weise erfolgen. Sofern die Zielerreichung eine bestimmte Leistung beim Kind einfordert, die aber auf der Handlungsseite nicht erfüllt werden kann, z. B. bei Lernschwächen oder Teilleistungsstörungen, bleibt der Regelkreis zur Aufrechterhaltung des Handlungszieles so lange aktiv, bis beispielsweise übergeordnete Zielvorstellungen wie der Selbstwert, der durch Erfolg des untergeordneten Regelkreises gesteigert werden könnte, eine Einbuße erfahren muss oder in anderen Verhaltensweisen (Sport) Kompensation sucht oder in Symptomen der Lernhemmung eine Art Selbstschutz betreibt.

Auch **Defizite der Wahrnehmung** können Regelkreise dysfunktional machen. Wenn der Input nicht gelingt, kann eine mögliche Veränderung der Umwelt in Richtung des Verhaltensziels gar nicht an den inneren Komparator herangebracht werden. Defizite im „sich spüren" und in der Wahrnehmung von Emotionen oder Verzerrungen der Wahrnehmung durch unangemessene Affekte können auf diese Weise den Regelkreis ungebührlich aktiv halten. Es gilt also nicht nur, zur Zieler-

F. Resch, P. Parzer, *Entwicklungspsychopathologie und Psychotherapie*, essentials, DOI 10.1007/978-3-658-08935-1_11

reichung entsprechende Verhaltenskonsequenzen in der Umwelt hervorzurufen, sondern auch die Wahrnehmung zu schärfen, um entsprechende Umweltveränderungen erkennen zu können.

Regelkreise können auch aus dem Ruder laufen, wenn sie durch einen unmöglichen **Zielwert** angetrieben werden. Es gibt unrealistische Erwartungen an die Person oder innere Konflikte in den Zielhierarchien, die eine Erreichung des Referenzwertes von vorne herein unmöglich erscheinen lassen. Sinnlos perpetuierte Aktivitäten können die Folge sein.

Regelkreise können aber auch durch einen Defekt des **Komparators** überaktiv bleiben. Wenn Diskrepanzen zwischen Zielwert und aktuellem Verhalten in falscher Weise übertrieben werden, bleibt der Regelkreis aktiv, auch wenn das Ziel bereits erreicht ist. Ein Überperfektionismus, der bei ungefährer Annäherung an den Zielwert immer noch mehr Genauigkeit, immer noch mehr Präzision und Bestätigung erfordert, kann so in übertriebene Verhaltensweisen münden.

Ausgehend von der These, dass Symptome immer Ausdruck einer Konsistenzgefährdung zwischen inneren Bedingungen und äußeren Anforderungen darstellen (Grawe 2000), also einer Inkompatibilität von Zielen, Motiven, Erlebnis- und Verhaltensweisen unter äußeren Herausforderungen durch die Rahmenbedingungen entsprechen, wollen wir **4 Diagnoseschritte einer funktionellen Symptomanalyse** vornehmen. Diese Diagnoseschritte sollen dazu dienen, die Anpassungsfunktion der Symptomatik zu erhellen. Können aktuelle Symptome und Verhaltensweisen nicht nur Leiden hervorrufen und stören, sondern auch ein Problem der Person auf anderer Ebene lösen helfen? Können Symptome in einem familiären Kontext unerträgliche Spannungen und Konflikte der Person oder der gesamten Familie unterbrechen? Was wird für den einzelnen Patienten durch seine Symptome erreichbar? Demgegenüber lenkt die klassische Psychopathologie immer den Blick auf die Aspekte, die der Patient durch sein Symptom nicht erreichen kann, oder die durch das Symptom geradezu verhindert werden. Wie sehr ist eine aktuelle Symptomatik durch Katastrophisierungstendenzen und Eskalationsschleifen in der Interaktion mit wichtigen Anderen akzentuiert? Gibt es in der Selbstbewertung einzelner Symptome und daraus sich ergebenden psychischen Konsequenzen eine Aggravierungsschleife (z. B. Angst vor der Angst)? Können Symptome Krankheitsgewinn hervorrufen? Letztlich geht es immer um die Frage, welchen Zielen dient das aktuelle Erleben und Verhalten im Sinne einer finalen Betrachtung – und nicht um die Frage, woher kommt das Symptom im Sinne einer kausalen Herleitung.

Im **ersten Schritt** gilt es, den Zusammenhang von Symptomatik und **Umweltbedingungen** zu prüfen. Das Symptom kann nicht unabhängig vom situativen Kontext beurteilt werden. Wird eine die Patienten grundsätzlich wertschätzende und ihnen gegenüber relativ positiv eingestellte soziale Umwelt durch Symptome verkompliziert? Oder beziehen sich die Symptome auf eine überbordende, fordernde oder überfordernde Umwelt, wie dies in traumatischen Situationen zu vermerken ist. Das Verhalten von Patienten kann eine normale Reaktion auf eine unbewältigbare Umwelt darstellen. Viele Beispiele aus der Kinder- und Jugendpsychotherapie folgen diesem Muster: Unter traumatisierenden Bedingungen sind Symptome sinnvolle Antworten und „Hilferufe" auf eine überwältigende, perfide, oder krankhafte Umwelt im Bereich der Familie, der Schule oder dem gesellschaftlichen Umfeld. Ein konflikthaftes oder traumatisierendes Umfeld kann der Erreichung innerer Ziele systematisch entgegenstehen. Zeigen sich die Symptome als Ausdruck einer erfolglosen Anpassungsbemühung in undurchschaubaren oder erkennbar gefährlichen Umweltbedingungen, oder als pathologische Kompromissbildung des Überlebens in einer feindlichen Umwelt, muss das therapeutische Vorgehen erst einmal der Sicherung der Patienten in der Gegenwart gewidmet sein. Psychotherapie sollte nicht der Perpetuierung von traumatisierenden Bedingungen Vorschub leisten und „das Unaushaltbare aushaltbar" machen. Die therapeutischen Interventionen sollten in einem solchen Fall primär auf eine Verbesserung der Umfeldbedingungen gerichtet sein, die dem Patienten Schutz, Hilfestellung und vitale Sicherung ermöglicht. Die Kinder oder Jugendlichen benötigen Unterstützung gegenüber Misshandlungen, emotionalem oder körperlichem Missbrauch und müssen im Notfall in Sicherheit gebracht werden. Der therapeutische Ort muss dabei in erster Linie Zuflucht sein. Katastrophen, die die Patienten und ihre Familien in ihrer Gesamtheit betreffen (wie z. B. Kriegsereignisse, Umweltkatstrophen oder Unfälle) benötigen Hilfe und Unterstützung für die Familien. Die Stärkung der Bezugspersonen kann die gemeinsamen Verarbeitungsprozesse in den Familien in Gang setzen helfen und die Kinder und Jugendlichen auf diese Weise indirekt therapeutisch beeinflussen.

Ein **zweiter Diagnoseschritt** prüft die **Zielwerte** im Einzelnen. Welchen Zielen dient das aktuelle Verhalten? Welchen Sinn haben die aktuellen Symptome im Gesamtkontext, wenn man das zentrale Handlungsmotiv betrachtet? Dieser Diagnoseschritt ist besonders anspruchsvoll, weil sich die Ziele nicht sofort verbal erschließen und hermeneutisch aus dem Verhalten im Kontext – vor dem Hintergrund des biographischen Wissens – erarbeitet werden müssen. Wie Kulissen stehen immer einzelne Themen als Motto im Raum, die neuen Kulissen Platz machen, wenn sie erkannt sind. Die Arbeit richtet sich von der Oberfläche des Gängigen und (Selbst)verständlichen zu immer tieferen Zielen, die den Patienten sich erst in der diagnostisch-therapeutischen Arbeit erschließen. Die eigentlichen Ziele des Handelns zu erkennen, ist fundamental wichtig. Denn, wenn die unmittelbaren Zielwerte unerreichbar oder selbst dysfunktional sind (z. B. „du musst immer erfolgreich sein", oder „du musst immer so handeln, dass du dein Gegenüber zufriedenstellst"), muss man zur nächst höheren Ebene in der Regelkreishierachie voranschreiten, um mögliche Widersprüche aufzuheben: das Modell hierarchischer Regelkreise ist nämlich so konstruiert, dass jeder Zielwert durch den Output eines in der Hierarchie höheren Regelkreises gesetzt wird. Nur eine konsistente Zielhierarchie kann im Rahmen von geregeltem Verhalten auch erreicht werden. Widersprüchliche oder unrealistisch unerreichbare Ziele verunmöglichen eine zielgerichtete wirksame Anpassung an die Umwelt. Wie ist das Verhältnis von Zielwert und emotionaler Reaktion (Alarm)? Zielkonflikte, Motivkonflikte und inkonsistente Zielhierarchien können das Individuum innerlich erschöpfen und zu Verhaltensweisen nötigen, die unangemessen und unangepasst in die Umwelt hinausstrahlen, ohne irgendwie zur Ruhe zu kommen, oder Veränderungen zu bewirken. Finden sich überdauernde Konflikte in der Bewältigung wichtiger Lebensthemen? Kommt das Individuum schließlich in überschießenden Handlungen an seine biologischen Grenzen? Auch Erkenntnisse, die das Motto setzen „Ich bin wertlos – darüber kann kein Erfolg hinwegtäuschen" oder „Du darfst niemanden kränken, indem es dir gut geht und musst eigene Wünsche immer daraufhin abwägen" oder „Du musst dich durchsetzen – aber sich zu behaupten ist gefährlich und führt zur Ablehnung durch die anderen" behindern funktionelle Anpassungen an die jeweilige Situation. Ein solches Motto steht der Entfaltung eigener Bedürfnisse entgegen und behindert konstruktive Handlungen zur Bewältigung aktueller Probleme. Bei manchen Menschen kommen die Ziele in ausagierten Verhaltensweisen deutlich zum Vorschein. Bei anderen bleiben die Ziele in einem mentalen Raum versperrt und können nur indirekt aus spärlichen Aktionen im Alltagkontext erschlossen werden. Die Frage bleibt: Was will die Person, die sich mit ihren Symptomen präsentiert, wirklich erreichen, was zeigt sie im aktuellen Kontext, worauf will sie hinaus? Welcher Zukunft strebt die Person zu? Oder hat sie für sich mit der Zukunft abgeschlossen und agiert nur in der unmittelbaren Gegenwart?

Im **dritten Schritt** ist die **Anpassungsbemühung** auf das aktuelle Problem zu prüfen: Ist das eingesetzte Verhalten erfolgsträchtig? Dient es dem von Patienten und Eltern geäußerten Zielen, löst es das angezeigte Problem? Oder läuft es den Rahmenbedingungen zuwider, perpetuiert es sich, weil es anderen (ehemaligen) Zielen dient und mit Aufgaben befasst ist, die schon früher einmal erfolgreich bewältigt wurden? Verhalten kann rigide werden, wenn es einem Mangel an Rückmeldung unterliegt. Es kann Validierung benötigen, um eine „Lernmüdigkeit" aufzuheben. Rückgriffe auf früher erfolgreiche Strategien müssen aktuell nicht erfolgreich sein. Es gilt, im Beziehungsrahmen Veränderungen des eigenen Erlebens und Verhaltens zu erarbeiten. In den alten Lerntheorien wurden solche Umlernprozesse durch „Shaping" angestoßen. Auch die Tiefenpsychologie (Sannwald et al. 2013) und die Schematherapie (Young et al. 2008) haben diese Problemstellung konzeptuell gefasst und therapeutische Möglichkeiten erarbeitet. In komplexer Form versuchen wir heute auf individueller und familiärer Ebene sozial-emotionale Lernprozesse in Gang zu setzen, die der persönlichen Emanzipation von Kindern bezüglich ihrer Problemumwelt behilflich sind. Hat das Kind aus vergangenen Beziehungskontexten Verhaltensziele und übergeordnete Mottos internalisiert, die einer aktuellen Bewältigung von Lebensaufgaben entgegenstehen? in klinischen Kontexten können dadurch zwanghafte und rigide Arten von Interaktionen mit der Umwelt erkennbar werden, wenn bspw. persönliches Verhalten primär danach ausgerichtet ist, andere zufrieden zu stellen, Lob und Anerkennung zu bekommen und interaktionelle Konflikte zu vermeiden. Solange die persönliche Intention primär auf den Beziehungsaspekt gerichtet ist, können die Jugendlichen sich weniger frei darauf konzentrieren, welche Handlungen situativ tatsächlich angemessen sein könnten. Es gilt, übergeordnet aufrecht erhaltene Zielvorstellungen zu entdecken, wie Grunderkenntnisse des „ich will das – werde es aber sowieso nicht schaffen", die Handlungsbemühungen von vorne herein erlahmen lassen. Rigide Anpassungsschemata als Resultat emotionaler Erfahrungen oder in früheren Lebenssituationen entstandene Sensibilisierungen (ähnlich den Allergisierungsprozessen auf der immunologischen Ebene) können das aktuelle Erleben und Verhalten überschießend und/oder dysfunktional werden lassen. Solchen Einschränkungen – wenn einmal erkannt und gesichert – gilt dann der Therapiefokus.

Der **vierte Diagnoseschritt** befasst sich mit den Themen der strukturellen Integrität des Regulationssystems des Selbst: gibt es **grundsätzliche Defekte** der Regulation? Gibt es strukturelle Defizite des Selbst-systems? Oder noch basalere „Werkzeugstörungen" bei der kognitiven Verarbeitung und der Realitätsprüfung? Gibt es Defekte im Wahrnehmungssystem? Kann das Individuum in seiner komplexen sozialen Wahrnehmung die Umwelt erkennen? Ist diese Wahrnehmung vielleicht durch Wünsche und versteckte weitere oder diskrepante Motive verzerrt? Dann muss die Zielhierarchie neu überprüft werden. Über assimilatorische Aktivitäten der Selbsttäuschung können Ziele vermeintlich erreicht werden, obwohl die Verhältnisse in der Umwelt weiterhin eine Anpassungsleistung erfordern würden (Wunscherfüllung durch Wahrnehmungsverzerrung oder eingebildete Lösungen). Die soziale Wahrnehmung kann aber auch grundsätzlich (im Sinne einer Werkzeugstörung) beeinträchtigt sein, wie wir es aus der Behandlung von Kindern aus dem autistischen Spektrum wissen, oder durch Wahrnehmungsstörungen (akustische Halluzinationen) verkompliziert sein, was wir bei der Psychotherapie von schizophrenen Psychosen beachten müssen. Weitere strukturelle Störungen der Person in der Ausgestaltung ihrer Beziehungen, ihren inneren Repräsentanzen, ihrer Selbstwahrnehmung, ihrer Selbstreflexion und ihrer Selbststeuerung (Mangel an Impulskontrolle) können das Kind/den Jugendlichen in jedem Lebensalter an seinen Lebensvollzügen hindern und Entwicklungsaufgaben verunmöglichen (Arbeitskreis OPD-KJ-2 2013). Die therapeutische Antwort darauf ist bspw. eine strukturbezogene Psychotherapie (Rudolf 2012), oder der Einsatz anderer therapeutischer Maßnahmen die bei „Strukturstörungen" und „Borderline-Störungen" schon etabliert sind, und den Patienten eine Unterstützung bei ihren Regulationsprozessen anbieten zu können.

Im funktionellen Regelkreis werden die pathogenetischen Faktoren im Detail angeordnet. Interventionen sollten sich auf jene Bereiche beziehen, in denen eine Veränderung möglich erscheint. Betrachten wir die Umwelt unserer Kinder und Jugendlichen, so zeigen sich viele Familien trotz hoher Dysfunktionalität ihrer Kommunikationsmuster manchmal für Patienten deswegen nicht so ungünstig, weil sie Veränderungen des kindlichen Verhaltens überhaupt zulassen. Dem gegenüber kann in nach Außen völlig normal erscheinenden Fassaden-Familien aber ein so geringer Handlungsspielraum für die Kinder und Jugendlichen existieren, dass diese im familiären Kontext nicht auf „einen grünen Zweig" kommen. Es geht also nicht um globale Dysfunktionalität von Systemen, sondern um die für das Individuum besonders bedeutsame Dysfunktionalität. Der Begriff der Passung zwischen dem einzelnen Kind und seinem sozialen Umfeld ist dabei funktionell bedeutsam.

Im Regelkreismodell kann simultan auf unterschiedlichen Feldern interveniert werden, ohne dabei die übergeordnete Zielvorstellung aus dem Auge zu verlieren. Solche multimodalen Interventionen entsprechen dabei nicht einer hilflosen Polypragmasie („in vielen Feldern zu intervenieren hilft viel"), sondern alle Interventionen haben ein rationales Therapieziel vor Augen. Sie dienen einer Optimierung der Funktion des verhaltensbezogenen Regelkreises.

Beispiele mit Interpretation 12

Einige klinische Beispiele sollen diese Sachverhalte illustrieren:

Eine 13 jährige Patientin nimmt im Rahmen der Behandlung ihrer Anorexia Nervosa kontinuierlich zu, kaum nähert sich die Gewichtskurve dem Zielgewicht, beginnt die Patientin von neuem abzunehmen. Das anorektische Verhalten kehrt zurück, Widerstände gegen die Behandlung werden deutlich. Eine funktionelle Kontextanalyse lässt Zusammenhänge mit den Eltern erkennen. Die Eltern, deren Partnerbeziehung tiefgreifende Dysharmonien erkennen lässt, hatten sich rund um die lebensgefährliche Krankheitssituation ihrer Tochter wieder zusammengefunden und gemeinsam um die Therapieversuche, die Zusammenarbeit mit den Therapeuten und die Genesungsschritte in fürsorglicher Weise gekümmert. Als jedoch eine Besserung in greifbare Nähe kam, begannen die Partnerkonflikte wieder zu eskalieren und ein Trennungswunsch trat deutlich hervor, der das Mädchen sehr belastete. Durch die neuerliche Gewichtsabnahme und eine Zunahme der Sorgen auf Seiten der Eltern war vorübergehend die Trennungsidee der Eltern gebannt und eine gemeinsame Fürsorge garantiert. Solche funktionellen Mechanismen können nur erkannt und aufgelöst werden, wenn das Kind im familiären Kontext betrachtet und „in situ" analysiert wird. Das Elternthema und die kindliche Befürchtung können dann therapeutisch aufgegriffen werden und die unterschiedlichen Bedürfnisse klargestellt und entkoppelt werden. Erst wenn die Eltern ihren Konflikt unabhängig von der Erkrankung des Mädchens auf der Paarebene lösen können, kann die Genesung der Patientin aus der fatalen Funktionalität im familiären Kontext herausgelöst werden.

Eine andere 15 jährige Patientin mit Anorexia Nervosa zeigte nach anfänglicher Besserung auch Widerstände gegen die Therapie, als sie dem Zielgewicht

F. Resch, P. Parzer, *Entwicklungspsychopathologie und Psychotherapie*,
essentials, DOI 10.1007/978-3-658-08935-1_12

näher kam. Sie äußerte in den Therapiegesprächen Ängste, was sie denn wohl noch sei, wenn ihre besondere Rolle als Magersüchtige nicht mehr ihr Leben definierte. Ob sie dann überhaupt noch beachtet werde, oder ob sie dann gänzlich als „graue Maus“ in einer anonymen Menge der Gleichaltrigen unterginge. Diese Sorge um eine mangelnde Besonderheit, um einen Verlust der Aufmerksamkeit durch die anderen nach dem Ablegen der Krankenrolle beherrschte ihre Gedanken. Sie wollte die Rolle der Magersüchtigen nicht ablegen, bevor sie nicht auf andere Weise als einzigartige Person in Erscheinung treten konnte. Wenn in der Therapie solche inneren Bedeutungen von Symptomen nicht beachtet werden, kann es sein, dass das Problemverhalten in einem Regelkreis festgemacht und gegen alle Therapieversuche aufrechterhalten wird. Kreative Therapieverfahren wie Kunsttherapie, Musiktherapie, Tanztherapie oder andere Möglichkeiten zur Selbstöffnung können den Patientinnen neue Dimensionen ihres Selbst vor Augen führen, Talente sichtbar machen und selbstwertstabilisierend wirken.

Eine jugendliche Patientin aus dem Kosovo litt an einer Bulimia Nervosa. Trotz einer guten therapeutischen Beziehung und aktiver Teilnahme an den Therapien wollte und wollte ihre Symptomatik nicht sistieren. Eine funktionelle Betrachtung der Gesamtsituation erbrachte, dass die Familie der Patientin von einer Abschiebung bedroht war. Nur solange das Mädchen noch in Therapie war, sollte die Familie in Deutschland geduldet werden. Es bestanden also ganz große familiäre Notwendigkeiten einer Aufrechterhaltung der Symptome und des Therapiekontextes. In ihrer Familiensolidarität erlebt die Jugendliche so starken Druck, dass sie das Symptom nicht loslassen konnte.

Selbstverletzungssymptome durch Schnitte an den Armen oder Beinen dienten bei einer 16jährigen Patientin einer inneren Spannungsabfuhr, sie erleichterten den emotionalen Druck und befreiten von dem Gefühl, durch ihre Probleme „wahnsinnig“ zu werden. Andererseits zeigte die Patientin ihre Schnitte auch regelhaft den Erwachsenen auf der Station und wollte, dass auch alle sehen konnten wie schlecht es ihr eigentlich ging. Auf der verbalen Ebene teilte sie ihre negativen Gedanken und Gefühle nur sehr spärlich mit. Therapieverfahren, die auf ein Sistieren der Selbstverletzungen abzielen, sollten auch Handlungsalternativen zur Kontrolle starker Gefühle ermöglichen und nicht nur die Symptombeseitigung im Fokus haben. Erst wenn die Gegenwart gesichert ist und keine bedrohlichen Verhaltensweisen den Lebensmittelpunkt der Patientin gefährden, dann kann im Lichte einer Zukunftsorientierung die Aufarbeitung einer traumatischen Vergangenheit erfolgen.

Diese Beispiele sollten nur illustrieren, wie sehr Symptome in funktioneller Weise mit den Lebensumständen verquickt sein können und aus dieser Funktionalität heraus sich einer rein symptombeseitigenden Therapie verschließen. Die therapeutische Vorgangsweise streng nach Manualen wäre nur dann zielführend, wenn die Symptome keinen inneren Regelwerten und Zielen dienen! Dies ist aber bei Jugendlichen nicht der Fall. Die Beachtung funktioneller Verflechtungen der Symptome dient demgegenüber einem individualisierten Vorgehen in der Therapie mit Jugendlichen.

13 In welchen Feldern findet die funktionelle Psychopathologie ihre Anwendung?

Das kausale Denken ist gegenüber dem Kontext und der Funktionalität von Symptomen blind. Funktionelles Denken entfaltet seine Bedeutung besonders dort, wo nosologisch-orientierte kausal ausgerichtete Therapieformen erfolglos bleiben. Gerade beim Therapieversagen ist es daher wichtig, der Funktionalität von Kontexten in besonderer Weise Rechnung zu tragen. Es wurden mehrere Beispiele genannt, in denen ein geregeltes Verhalten dem Therapieerfolg entgegen stand. So können – wie unser Beispiel zeigt – bei magersüchtigen Mädchen Selbstwert und Identitätsprobleme den Gewichtserfolg vereiteln. Ängste, wie denn das Leben ohne die besondere Rolle als Magersüchtige aussehen könnte, wer die Patientin dann sei, wenn sie gänzlich als graue Maus in einer anonymen Menge von Gleichaltrigen unterginge? Die Sorge um mangelnde Besonderheit und Einzigartigkeit, um den Verlust der Aufmerksamkeit durch die anderen, der durch das Ablegen der Krankenrolle droht, kann die Gedanken von Patienten so beherrschen, dass sie die Rolle der Magersüchtigen nicht aufgeben können.

Neben dem Therapieversagen ist der funktionelle Kontextualismus auch dort von Bedeutung, wo im biopsychosozialen Denkmodell therapeutische Interventionen auf mehreren Ebenen erfolgen. Die Kombination medikamentöser und psychotherapeutischer Verfahren verbindet die unterschiedlichen bio-psycho-sozialen Betrachtungsweisen vom Menschen: während die biologisch orientierten Therapieverfahren auf der Basis kausaler Modelle entwickelt wurden, und jene Faktoren hervorheben, aus denen das gegenwärtige Verhalten entstanden ist, stützen sich die psychotherapeutischen Verfahren eher auf funktionelle Aspekte der Symptomatik in der gegenwärtigen Umwelt. Biologische Therapieverfahren auf der Basis kausaler Modelle erzeugen Veränderungsbereitschaften, Veränderungsmöglichkei-

F. Resch, P. Parzer, *Entwicklungspsychopathologie und Psychotherapie*, essentials, DOI 10.1007/978-3-658-08935-1_13

ten des Verhaltens durch Veränderung der somatischen Rahmenbedingungen, aber das Verhalten muss auch im aktuellen Kontext frei gesetzt werden. Begleitende Psychotherapie sollte also diese Veränderungen in den Zielen und in den Umweltbedingungen möglich machen und Störvariablen, die einer Verhaltensänderung entgegenstehen, möglichst abschwächen. In den heutigen Therapieverfahren stehen also die kausalen und die finalen Betrachtungsweisen nicht gegeneinander, schließen einander nicht aus, sondern können einander zum Wohle der Patienten ergänzen.

14 Fazit für die Praxis

Die Psychotherapie bei Jugendlichen sollte nicht nur nosologisch ausgerichtet sein, sondern in der Indikation zu therapeutischen Maßnahmen darüber hinaus auch eine strukturelle und funktionelle Analyse der Symptomatik berücksichtigen, um den Entwicklungsaufgaben, Lebensthemen und dem familiären und/oder außerfamiliären Kontext – also den aktuellen Lebensbedingungen – der Jugendlichen Rechnung zu tragen. Kybernetische Modelle zum zielgerichteten Verhalten erlauben funktionelle Beschreibungen von Symptomverflechtungen, die sich einer direkten therapeutischen Beeinflussung entziehen und nur durch das Auffinden innerer Ziele, in deren Dienst sie stehen, über Verhaltensalternativen verändert werden können.

F. Resch, P. Parzer, *Entwicklungspsychopathologie und Psychotherapie*,
essentials, DOI 10.1007/978-3-658-08935-1_14

Was Sie aus diesem Essential mitnehmen können

- Die Psychotherapie bei Jugendlichen kann sich nicht nur auf nosologische Befunde stützen, sie muss auch jugendtypische Ausgestaltungen psychischer Probleme beachten.
- Die Reduktion selbstschädigender und belastender Symptome benötigt eine strukturelle Analyse der Ressourcen des Jugendlichen.
- Eine individuelle funktionelle Symptomanalyse stützt sich auf den funktionellen Kontextualismus.
- Kybernetische Sichtweisen des Verhaltens nach dem Regelkreismodell erlauben eine bio-psycho-soziale funktionelle Symptomanalyse.
- Die kybernetische Sichtweise der klinischen Symptomatik erlaubt eine bessere Zuordnung einzelner therapeutischer Interventionen im bio-psycho-sozialen Modell.

F. Resch, P. Parzer, *Entwicklungspsychopathologie und Psychotherapie*, essentials, DOI 10.1007/978-3-658-08935-1

Literatur

Adler A (1978) Praxis und Theorie der Individualpsychologie. Fischer, Frankfurt a. M.

Arbeitskreis OPD-KJ-2 (2013) OPD-KJ-2: Operationalisierte Psychodynamische Diagnostik im Kindes- und Jugendalter: Grundlagen und Manual. Huber, Bern

Arnett JJ (2004) Emerging adulthood: the winding road from the late teens through the twenties. Oxford University Press, Oxford

Ashby RW (1981) Mechanisms of intelligence. Intersystems Publications, Seaside

Bertalanffy L von (1969) General system theory; foundations, development, applications. G. Braziller, New York

Bertha EA, Balázs J (2013) Subthreshold depression in adolescence: a systematic review. Eur Child Adolesc Psychiatry. doi:10.1007/s00787-013-0411-0

Brunner R, Parzer P, Haffner J et al (2007) Prevalence and psychological correlates of occasional and repetitive deliberate self-harm in adolescents. Arch Pediatr Adolesc Med 161:641–649. doi:10.1001/archpedi.161.7.641

Carey TA, Kelly RE, Mansell W, Tai SJ (2012) What's therapeutic about the therapeutic relationship? A hypothesis for practice informed by perceptual control theory. Cogn Behav Ther 5:47–59. doi:10.1017/S1754470X12000037

Carver CS, Scheier M (1998) On the self-regulation of behavior. Cambridge University Press, Cambridge

Du Bois R, Resch F (2005) Klinische Psychotherapie des Jugendalters: ein integratives Praxisbuch. Kohlhammer, Stuttgart

Dyslin CW (1998) Perceptual control theory: a model of volitional behavior in accord with the ideas of Alfred Adler. J Individ Psychol 54:24–40.

Grawe K (2000) Psychologische Therapie. Hogrefe, Göttingen

Hayes SC (2004) Acceptance and commitment therapy, relational frame theory, and the third wave of behavioral and cognitive therapies. Behav Ther 35:639–665. doi:10.1016/S0005-7894(04)80013-3

Hayes SC, Strosahl KD, Wilson KG (1999) Acceptance and commitment therapy: an experiential approach to behavior change. Guilford Press, New York

Herpertz-Dahlmann B, Resch F, Schulte-Markwort M, Warnke A (2008) Entwicklungspsychiatrie: Biopsychologische Grundlagen und die Entwicklung psychischer Störungen, 2. Aufl. Schattauer, Stuttgart

F. Resch, P. Parzer, *Entwicklungspsychopathologie und Psychotherapie*,
essentials, DOI 10.1007/978-3-658-08935-1

Jantzer V, Haffner J, Parzer P, Resch F (2012) Opfer von Bullying in der Schule: Depressivität, Suizidalität und selbstverletzendes Verhalten bei deutschen Jugendlichen. Kindh Entwickl 21:40–46. doi:10.1026/0942-5403/a000068

Jaspers K (1973) Allgemeine Psychopathologie. Springer, Berlin

Kaess M (2012) Selbstverletzendes Verhalten. Beltz, Weinheim

Kelleher I, Cannon M (2011) Psychotic-like experiences in the general population: characterizing a high-risk group for psychosis. Psychol Med 41:1–6. doi:10.1017/S0033291710001005

Kernberg OF (1988) Schwere Persönlichkeitsstörungen. Klett-Cotta, Stuttgart

Kohlenberg R, Kanter J, Bolling M et al (2011) Functional analytic psychotherapy, cognitive therapy, and acceptance. In: Hayes SC, Follette VM, Linehan MM (Hrsg) Mindfulness and acceptance: expanding the cognitive-behavioral tradition. Guilford Press, New York, S 96–119

Linehan MM, Comtois KA, Murray AM et al (2006) Two-year randomized controlled trial and follow-up of dialectical behavior therapy vs therapy by experts for suicidal behaviors and borderline personality disorder. Arch Gen Psychiatry 63:757–766. doi:10.1001/archpsyc.63.7.757

Mansell W (2009) Understanding control and utilizing control theory in the science and practice of CBT. Cogn Behav Ther 2:115–117. doi:10.1017/S1754470X09990146

Marken RS (2009) You say you had a revolution: methodological foundations of closed-loop psychology. Rev Gen Psychol 13:137–145. doi:10.1037/a0015106

O'Brien WH, Carhart V (2011) Functional analysis in behavioral medicine. Eur J Psychol Assess 27:4–16. doi:10.1027/1015-5759/a000052

Powers WT (1973) Behavior: the control of perception. Aldine Publishing Company, Chicago

Resch F (1999) Entwicklungspsychopathologie des Kindes- und Jugendalters: ein Lehrbuch. Beltz, Weinheim

Resch F (2012) Die Perspektive der Kindheit und Jugend. In: Fiedler P (Hrsg) Die Zukunft der Psychotherapie. Springer, Heidelberg, S 93–116

Resch F, Freyberger H (2009) Struktur und Identität. In: Fegert JM, Streeck-Fischer A, Freyberger H (Hrsg) Adoleszenzpsychiatrie. Psychiatrie und Psychotherapie der Adoleszenz und des jungen Erwachsenenalters. Schattauer, Stuttgart, S 105–111

Resch F, Koch E (2012) Bedeutung der Strukturachse für Therapieplanung und Behandlung. Kinderanalyse 20:4–20.

Resch F, Parzer P (2014a) Stellenwert der Entwicklungspsychopathologie für die Psychotherapie bei Jugendlichen. Psychotherapeut 59:100–108. doi:10.1007/s00278-014-1032-x

Resch F, Parzer P (2014b) Von der Nosologie zur Funktionalität – zur aktuellen Diskussion der Psychopathologie in der Psychotherapie bei Jugendlichen. neuropsychiatrie 28:107–113. doi:10.1007/s40211-014-0118-6

Resch F, Koch E, Möhler E et al (2002) Early detection of psychotic disorders in adolescents: specificity of basic symptoms in psychiatric patient samples. Psychopathology 35:259–266. doi:67069

Resch F, Fegert JM, Buchmann J (2012) Grundzüge der Diagnostik. In: Fegert JM, Eggers C, Resch F (Hrsg) Psychiatrie und Psychotherapie des Kindes- und Jugendalters, 2. Aufl. Springer, Heidelberg, S 143–176

Rudolf G (2012) Strukturbezogene Psychotherapie: Leitfaden zur psychodynamischen Therapie struktureller Störungen, 3. Aufl. Schattauer, Stuttgart

Sannwald R, Resch F, Schulte-Markwort M (2013) Psychotherapeutische Fertigkeiten. Vandenhoeck & Ruprecht, Göttingen

Segal ZV, Williams MG, Teasdale JD (2013) Mindfulness-based cognitive therapy for depression. Guilford Press, New York

Syed M, Seiffge-Krenke I (2013) Personality development from adolescence to emerging adulthood: Linking trajectories of ego development to the family context and identity formation. J Pers Soc Psychol 104:371–384. doi:10.1037/a0030070

Von Sydow K (2007) Systemische Psychotherapie (mit Familien, Paaren und Einzelnen). In: Reimer C, Eckert J, Hautzinger M, Wilke E (Hrsg) Psychotherapie: Ein Lehrbuch für Ärzte und Psychologen, 3. Aufl. Springer, Heidelberg, S 289–316

Whittle S, Dennison M, Vijayakumar N et al (2013) Childhood maltreatment and psychopathology affect brain development during adolescence. J Am Acad Child Adolesc Psychiatry 52:940–952.e1. doi:10.1016/j.jaac.2013.06.007

Wiener N (1961) Cybernetics; or, control and communication in the animal and the machine. M. I. T. Press, New York

Young JE, Klosko JS, Weishaar ME (2008) Schematherapie. Ein praxisorientiertes Handbuch, 2. Aufl. Junfermannsche Verlagsbuchhandlung GmbH & Co. KG, Paderborn